NOUVELLE MÉTHODE

POUR PRÉVENIR ET GUÉRIR

LA GOUTTE, LE RHUMATISME, ETC.

Ouvrages du même Auteur.

Essai sur la Teigne muqueuse, in-8.

Traité analytique de la Rage, in-8.

Essai sur la Lèpre, la Gale et les Dartres, in-4.

Traité de l'Anasarque chez les femmes enceintes, in-8.

Recherches théoriques et pratiques sur l'Hydrocéphale aiguë, in-8.

Compte rendu des maladies observées à l'Hôtel-Dieu de Lyon, pendant dix-huit années, 2e édition, in-8.

Recherches médico-chirurgicales, in-8.

Annotations sur la Grippe et son traitement, in-8.

De l'Hydropisie ascite, in-8.

Des Fièvres intermittentes pernicieuses topiques, in-8.

Rapport sur l'Orthopédie, in-8.

De l'Asphyxie chez les femmes enceintes, in-8.

Des avantages de l'Allaitement maternel, in-8.

De la Myélite, in-8.

Instruction sur le Choléra, in-8.

Éloges de Mermet, Martin le jeune, Ozanam, Dartigues, Chapeau, Vitton, du comte de Fargues, etc., etc.

Paris. — Imprimerie de L. Martinet, rue Mignon, 2.

NOUVELLE MÉTHODE

POUR PRÉVENIR ET GUÉRIR

LA GOUTTE, LE RHUMATISME,

LA SCIATIQUE, LA MIGRAINE,

L'HYPOCHONDRIE, LE SPLEEN, ETC.

PAR

Le docteur LEVRAT aîné,

Ancien doyen et médecin en chef de l'Hôtel-Dieu de Lyon,
membre correspondant de l'Académie nationale de médecine de Paris,
membre des Sociétés de médecine de Lyon, de Montpellier, de Strasbourg, de Marseille,
de Bordeaux, de Toulouse, de Dijon, de Nancy,
de Metz, de Bruges, de Bruxelles, de Turin, de Berlin, etc., etc.

« L'observation et une longue expérimentation » peuvent seules conduire à la guérison des maladies réputées incurables. »

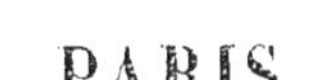

PARIS,

CHEZ J.-B. BAILLIÈRE,

LIBRAIRE DE L'ACADÉMIE NATIONALE DE MÉDECINE,

Rue Hautefeuille, 19.

CHEZ L'AUTEUR, RUE GAILLON, N° 46.

(De 8 à 10 heures, et de midi à 2 heures.)

1850.

NOUVELLE MÉTHODE

POUR PRÉVENIR ET GUÉRIR

LA GOUTTE, LE RHUMATISME, ETC.

Quand on examine avec soin et que l'on reconnaît que les deux tiers de l'espèce humaine sont atteints de la goutte, du rhumatisme, de la sciatique, de la migraine, du spleen, etc., on n'est point surpris de voir un si grand nombre d'auteurs qui s'en sont occupés, tant de remèdes prônés pour guérir ces maladies, et cependant la thérapeutique à leur point de vue est encore incertaine. Pourquoi? Parce que le diagnostic est incertain lui-même, qu'il n'a aucune base positive, et que le premier qui a écrit sur ces maladies étant entré dans une fausse voie, tous ceux qui l'ont suivi sont tombés dans la même erreur. Ainsi, comme il est de principe en médecine qu'on ne peut guérir une maladie sans en connaître la cause, on n'a fait qu'errer dans le traitement de ces différentes affections, et la principale médication, le plus ordinairement, ne s'est adressée qu'aux effets et non à la cause première et essentielle. On a tour à tour suivi les méthodes les plus violentes, les plus irrationnelles; de là les sangsues, les saignées générales,

les vésicatoires, le moxa, les cautères, le tartre stibié, le quinquina sous différentes formes, les douches chaudes, les douches froides, les calmants à l'intérieur, à l'extérieur par la méthode endermique, et, avec cette marche vacillante, toujours et partout la même, on n'arrive trop fréquemment à aucun résultat, après avoir torturé le malade, surtout dans la sciatique, pendant des mois et des années.

La goutte atteint les pauvres et les riches; on l'observe chez les gens livrés à la bonne chère, ainsi que chez ceux qui vivent de privations.

La sciatique et le rhumatisme atteignent l'homme de cabinet, l'homme de peine, l'homme des ports, le citadin comme l'habitant des campagnes; la migraine poursuit la mère de famille et la femme de chambre, la grande dame et la couturière; l'hypochondrie et le spleen tourmentent plus particulièrement l'homme qui, après avoir mené une vie active, laborieuse, passe dans une vie de repos et d'inaction.

Il faut rechercher la cause efficiente qui peut, dans des conditions si diverses, produire les mêmes effets. Pour arriver à un résultat certain, cette étude est difficile et longue; aussi avons-nous mis, soit dans les hôpitaux, où nous avons passé dix-huit ans comme médecin en chef, soit dans une pratique nombreuse, bien du temps pour arriver à apprécier la nature de cette cause dont la connaissance échappe facilement à une légère investigation.

Déjà, il y a quelques années, nous lûmes à l'Académie un premier jet de nos recherches sur ce sujet, et, depuis, de nombreux faits sont venus confirmer la bonne voie où nous étions entré ; toutefois le traitement de la sciatique, indiqué alors, a été modifié dans quelques unes de ses parties.

Dans un siècle si fertile en événements, qui fatiguent, qui excitent tous les tissus et agissent surtout sur l'appareil digestif, le cerveau et ses dépendances, il n'est pas étonnant de voir se multiplier de plus en plus les affections qui résultent du trouble physiologique de ces organes si essentiels à la vie. Aussi, tandis que les hommes politiques, les économistes, travaillent à ramener le calme dans les esprits, la concorde dans la société, dans la grande famille, le bien-être dans les classes laborieuses, le médecin, de son côté, doit s'occuper à reconnaître, à prévenir, à guérir les maladies qui peuvent se développer ou s'aggraver sous l'influence des révolutions. C'est la tâche que nous nous sommes imposée en précisant, en simplifiant le traitement des maladies que nous avons nommées à la tête de cet écrit. Nous l'avons déjà dit dans un travail sur les fièvres pernicieuses intermittentes, on peut diviser les maladies en trois grandes classes :

1° Les maladies qui guérissent par l'usage de quelques boissons calmantes et émollientes, par le régime et le repos.

2° Les maladies qui guérissent à l'aide de moyens rationnellement indiqués.

3° Les maladies réputées incurables, que l'on guérit ou par des opérations chirurgicales, ou par l'emploi de médicaments énergiques sagement administrés.

Toutes les maladies s'annoncent par des signes avant-coureurs qu'on appelle prodromes. Ainsi dès que ces signes se manifestent, et qui sont, pour la peau: le froid, la suppression de quelque transpiration locale, des horripilations; pour l'appareil locomoteur : des lassitudes, des douleurs fugaces dans la continuité des membres; pour le système nerveux: des inquiétudes, des insomnies, de mauvais rêves; pour l'appareil digestif: du dégoût pour les aliments, des digestions longues, difficiles, des éructations après le repas, des selles rares, des urines ou très limpides ou très colorées, on peut prévoir le développement prochain d'une maladie plus ou moins grave, qu'un médecin expérimenté peut toujours prévenir.

La science qui apprend à guérir est grande, admirable; mais celle qui enseigne les moyens de prévenir la maladie l'est bien plus encore !...

Comme nous l'avons dit, à la suite de nombreuses

expériences et d'observations recueillies au lit du malade, nous avons reconnu que la goutte, le rhumatisme, la sciatique, etc., tenaient à de mauvaises digestions, et surtout au séjour trop prolongé des matières alimentaires dans les intestins (1). Pour rendre plus sensible cette théorie, nous avons divisé le tube digestif en deux zones : 1° zone supérieure, qui part de l'œsophage et s'étend jusqu'à la valvule de Bauhin, iléo-cœcale; 2° zone inférieure, qui s'étend de cette même valvule à l'anus. La chylification s'opère dans la zone supérieure, ou, pour mieux dire, l'absorption chyleuse commence à la fin du duodénum, se continue dans toute la longueur du jéjunum et cesse à la fin de l'iléon.

Le chyme, après avoir fourni à tous les organes les éléments qui servent à leur développement et à leur entretien, franchit la valvule et prend le nom de matière stercorale. Nous avons vu le gaz acide carbonique se développer dans la zone supérieure, nous voyons ici se manifester le gaz; azote, l'hydrogène carboné et sulfuré, gaz qui varient toutefois à raison de la nature et de l'espèce d'aliment ingéré. Ainsi le séjour prolongé de la matière chymeuse dans la zone inférieure peut donner nais-

(1) La goutte survient à la suite et par l'effet de l'altération de la digestion et de la chylification. (Hufeland, *Médecine pratique*, page 176.)

sance à beaucoup de maladies ; mais c'est là que réside, à n'en pas douter, la cause véritable de la goutte, du rhumatisme, de la sciatique, de la migraine, de l'hypochondrie, du spleen et de quelques fièvres typhoïdes. Hufeland, en disant que la goutte reste le plus souvent dans les viscères et les nerfs du bas-ventre, confond ici la cause avec l'effet, et cependant le passage des œuvres du célèbre médecin du roi de Prusse vient à l'appui de notre théorie.

Nul doute, nous le répétons, que la rétention prolongée des matières stercorales dans la zone inférieure, composée de ce que les anatomistes appellent les gros intestins, ne facilite le développement de certains ferments morbides qui deviennent la cause des maladies qui font l'objet de ce mémoire ; sans avoir recours ici à de spécieuses hypothèses, plus tard nous prouverons par des faits nombreux toute la vérité de notre théorie.

Ainsi, par l'emploi de trois extraits, l'extrait acétique de colchique, l'extrait alcoolique de coloquinte, l'extrait aqueux de gratiole, administrés seuls ou combinés, et à des doses différentes et variées à raison de l'âge, du tempérament du sujet, de la maladie, de son état récent ou ancien, nous avons fait cesser en quelques heures les arthritis les plus douloureuses ; et ce traitement appliqué à la goutte, au rhumatisme, à la sciatique, etc., produit chaque jour des cures qui tiennent du merveilleux. Nous sommes conduit par analogie à considérer l'action de ces extraits comme spécifique dans la goutte, le rhumatisme, la sciatique, au même titre que le quinquina dans la fièvre essentielle, le mercure dans la syphilis, le soufre dans la gale.

Chaque praticien, nous le savons, cite des guérisons par sa méthode, ainsi que l'a prouvé la discussion savante qui vient d'avoir lieu au sein de l'Académie. Les saignées, le tartre stibié, le sulfate de quinine, le moxa, l'opium, les vésicatoires, la morphine par la méthode endermique, les douches chaudes, froides, etc., ainsi que nous l'avons déjà dit, ont été tour à tour conseillés.

Tous ces traitements sont longs, quelques uns difficiles à exécuter, et, il faut le dire, il en est de cruels et suivis parfois de revers qui doivent rendre circonspect le médecin avant de les indiquer.

Nous sommes loin de rejeter d'un seul trait toute autre médication que la nôtre ; nous savons que la saignée surtout doit quelquefois précéder l'emploi de nos moyens, mais comme auxiliaire et non comme remède absolu. Nous obtenons toujours de bons résultats de l'emploi de l'opium, à dose narcotique, dans la sciatique réfractaire aux premiers moyens.

Toutefois les extraits qui font la base de notre traitement n'agissent pas toujours comme purgatifs, mais bien comme sédatifs et spécifiques; car nous regardons toutes les maladies dénommées plus haut comme reconnaissant la même cause à des degrés différents, et devant être combattues par la même méthode, modifiée à raison de l'individualité morbide et d'une foule de circonstances que le médecin seul peut apprécier. Un des avantages de notre méthode, c'est d'être facile à mettre en pratique, de n'exiger ni préparations ni applications, et de guérir promptement sans crainte d'accidents. Ici, comme toujours, on doit se conformer aux règles les plus simples et les plus usuelles de l'hygiène.

Pour faciliter l'emploi de nos moyens, nous avons formulé trois ordres de pilules, et cela par numéros. Les pilules n° 1 contiennent un demi-grain de chaque extrait; les pilules n° 2, un grain de chaque extrait, et les pilules n° 3, deux grains de chaque extrait. La migraine, l'hypochondrie, cèdent assez ordinairement par l'emploi d'une ou deux pilules n° 1. L'arthritis légère cède par l'usage de deux ou trois pilules n° 2. L'accès de goutte est calmé, tant violent soit-il, par une pilule n° 3. L'ingestion du remède n'est pas toujours suivie immédiatement d'effet laxatif, mais bien quatre, cinq à six heures après.

Les goutteux, les rhumatisants, peuvent empêcher le développement de la maladie, en ayant soin de prendre chaque semaine, à jeun, une pilule n° 2.

Ainsi, le traitement spécial de la goutte, du rhumatisme, etc., etc., d'après notre méthode, a cela d'agréable qu'il n'assujettit nullement, que l'on peut vaquer à ses affaires et suivre un régime peu sévère. Toutefois nous avons remarqué que le déjeuner avec l'orchisoïde (fécule si conseillée aujourd'hui par les médecins) était celui qui convenait aux goutteux, aux rhumatisants; ici il faut bien distinguer le traitement de l'accès, du traitement préservatif.

Le traitement de l'accès varie à raison de la violence, de l'âge et de la constitution du malade : on tomberait dans une grave erreur si l'on pensait que nos moyens peuvent s'appliquer toujours de la même manière et aux mêmes doses.

Il en est de même pour le traitement préservatif: il faut encore modifier les doses du remède, toujours à raison de la fréquence des accès de la maladie, de son ancienneté ou de son état récent. Cependant, avec la précaution de prendre chaque semaine, ou tous les quinze jours, une ou deux pilules n° 2, ou une pilule n° 3, on peut espérer arrêter le développement de l'accès; au bout d'un temps très court on est complétement guéri. Si l'on continue encore le remède, c'est plutôt par reconnaissance que par nécessité.

Nous avons vu chez quelques goutteux la matière tophacée accumulée autour des articulations diminuer d'une manière progressive et rendre aux jointures leurs mouvements naturels.

Ce qu'il y a de certain, l'usage du remède arrête la sécrétion de cette matière inerte que l'on a reconnu être de l'urate de soude.

Les extraits spécifiques s'administrent ensemble ou séparément, ou mêlés à deux ou à trois : ainsi dans quelques cas de goutte légère, de rhumatisme, de migraine, de spleen, etc., en prenant pendant trois ou quatre jours, chaque matin, à jeun, deux pilules composées chacune d'un grain d'extrait acétique de colchique et autant d'extrait alcoolique de coloquinte, cela suffit pour guérir comme par enchantement. Nous avons vu cent exemples d'accès semblables céder à quatre, six ou huit pilules ainsi formulées.

Des malades qui ne pouvaient pas remuer le membre malade et ne le faire qu'avec une douleur extrême portée jusqu'à la défaillance, ont vu disparaître au bout de quelques heures cette même douleur qui ne laissait dans la partie frappée qu'un engourdissement que le plus petit exercice faisait cesser.

Nous répétons, parce que notre conviction est profonde, qu'ici nos moyens, sciemment administrés, agissent comme le quinquina, qui bride en peu d'heures l'accès de la fièvre la plus pernicieuse.

La goutte et le rhumatisme ne se traduisent pas toujours par des douleurs dans les articulations ; véritables Protées, ces maladies peuvent se développer et exister dans les organes les plus essentiels à la vie et simuler toutes les maladies : ainsi nous avons vu le rhumatisme fixé sur le cœur et donner naissance à des phénomènes semblables à ceux qui signalent l'endocardite, la cardite, l'anévrisme, etc. ; porté sur les yeux, déterminer momentanément la cécité ; sur le parenchyme des poumons, donner naissance à une oppression voisine de la suffocation ; sur le foie, amener en peu d'heures l'ictère ; sur l'estomac, causer des vomissements que rien ne pouvait calmer. Eh bien ! dans tous ces cas, notre méthode réussit comme par miracle.

La fièvre intermittente prend quelquefois le masque du rhumatisme ; on en trouve un exemple dans Morton (Hist., XXII). Nous en avons cité deux observations dans notre *Mémoire pour servir à l'histoire des fièvres intermittentes pernicieuses*. Ici c'est le quinquina qui est le spécifique de la maladie.

Une pensée consolante pour l'humanité a toujours dominé notre esprit : c'est que le jour n'est peut-être pas éloigné où nous pourrons effacer de nos livres de médecine l'expression terrible de maladies incurables !...

Il faut le dire, le domaine de l'art de guérir s'étend chaque jour d'une manière merveilleuse. Ainsi la phthisie, qui était considérée comme une maladie toujours mortelle (malgré l'assertion contraire de médecins dont je ne conteste ni la science ni la bonne foi), ne guérit-elle pas quelquefois par l'emploi longtemps continué du proto-iodure de fer combiné avec les adoucissants et les calmants ?

Pendant les dix-huit années que nous avons passées comme médecin en chef à l'Hôtel-Dieu de Lyon, nous avons employé avec beaucoup de succès cette préparation pour les phthisiques, préparation mise en lumière par notre ami et regrettable collègue, le docteur Dupasquier, qu'une maladie cruelle a enlevé trop tôt à la science.

Si les révolutions politiques arrêtent pour un instant les élans de la science, ce n'est que pour lui donner plus d'essor quand le calme est revenu, et ce sommeil, dans lequel elle semble se complaire, précède souvent un réveil dont profiteront et les générations présentes, et les générations à venir !.....

Paris. — Imprimerie de L. Martinet, rue Mignon, 2.

www.ingramcontent.com/pod-product-compliance
Ingram Content Group UK Ltd.
Pitfield, Milton Keynes, MK11 3LW, UK
UKHW021018220726
13924UKWH00001B/50